FORMULAIRE

MÉDICAL ÉCONOMIQUE.

Cinq exemplaires ont été tirés sur papier vélin blanc.

———

IMPRIMERIE DE CHALANDRE.

FORMULAIRE
MÉDICAL ECONOMIQUE

A L'USAGE

DES HOSPICES CIVILS

ET DU

BUREAU DE BIENFAISANCE
DE BESANÇON.

Seconde Édition
corrigée et augmentée.

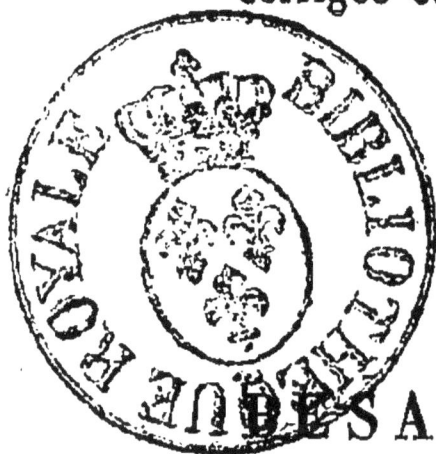

BESANÇON.
1824.

NOTICE
PRÉLIMINAIRE.

Modestus et sapiens Medicus nunquam properabit ad pharmaciam, nisi cogente necessitate, cum etiam debilia (medicamenta) quibus non indiget corpus sunt nociva.

Arnold. VILLANOV.

En 1801, le Bureau de Bienfaisance, de concert avec la Commission administrative des hospices civils dont j'étais alors Médecin par quartier, me chargea de composer un formulaire médical économique à l'usage des Hospices et de l'Administration des secours à domicile : je m'empressai de satisfaire à cette invitation.

Ce formulaire, approuvé par MM. CHARLES, FRANCE et NICOLE, mes trois collaborateurs dans le service de l'Hôpital de St.-Jacques, adopté le 27 avril de la même année, pour le service des pauvres, par MM. les Médecins et Chirurgiens de la Ville, fut imprimé et distribué.

L'édition de cet opuscule nécessaire étant épuisée depuis plusieurs années, on a cru devoir en faire une nouvelle, avec les additions et changemens convenables, et dans les mêmes vues d'économie qui avaient dicté la première.

Pour suivre un ordre méthodique dans ce petit travail, on le divisera en deux parties. La première contiendra les médicamens qu'on emploie à l'intérieur; les remèdes qui s'appliquent à la surface du corps seront l'objet de la seconde.

Chacune de ces parties sera formée de deux sections. La première renfermera les médicamens liquides; et la seconde indiquera les remèdes solides.

P. C. M.

FORMULAIRE
MÉDICAL ÉCONOMIQUE.

PREMIÈRE PARTIE.

MÉDICAMENS INTERNES.

PREMIÈRE SECTION.

Médicamens internes liquides.

Décoction blanche ou *analeptique.*

PRENEZ mie de pain blanc
divisée , ... 2 onces.
Corne de cerf calcinée et subtilement
pulvérisée , ... 2 gros.

Réglisse ratissée et concassée, 4 gros.
Eau de fontaine, . . . 1 litre.

Faites bouillir pendant une demi-heure, passez avec expression et ajoutez

Eau de fleurs d'oranges, . 4 gros.

Dose, un demi-verre à boire trouble, d'heure en heure.

Tisane amère.

℞. Espèces amères, . 2 pincées.
Réglisse ratissée et concasée, 4 gros.
Eau de fontaine, . . . 1 litre.

Faites bouillir la réglisse, infuser les espèces, et passez.

Tisane anthelmintique.

℞. Racine de fougère mâle mondée, ... 1 once.

Réglisse ratissée et concas., 2 gros.
Eau , ... 1 litre.

Faites bouillir et passez.

Tisane antipsorique.

℞. Rac. de chicorée sauv., ⎫ aa
⸺ de choux gras, . ⎭ 4 gros.
Réglisse ratis. et concassée, 2 gros.
Eau , ... 1 litre.

Faites bouillir et passez.

Tisane antiscorbutique.

℞. Racine de raifort sauvage , 2 gros.
⸺ de chicorée sauv., 4 gros.
Eau , ... 1 litre.

Faites bouillir , passez et ajoutez,

Acide sulfurique (1) , q. s. pour aciduler agréablement.

─────────────────────

(1) Esprit de vitriol.

Tisane apéritive simple.

℞. Rac. de chardon Roland, ⎫ a a
——— de chicorée , . ⎬ 4 gros.
Réglisse ratis. et concassée, 3 gros.
Eau , ... 3 livr.

Faites bouillir suffisamment.

Tisane apéritive composée.

On ajoutera aux substances qui constituent la tisane apéritive simple, une demi-once de racine de petit houx (*Bruscus*), et à la colature on fera dissoudre ,

Sulfate de soude (1), . 4 gros.

Tisane astringente.

℞. Racin. de bistorte, . . 4 gros.

---

(1) Sel de Glauber.

Racin. de tormentille, . 4 gros.
Réglisse ratissée , . . 3 gros.
Eau , ... 3 livr.

Faites bouillir et, suivant la prescription, on pourra ajouter une s. q.
d'acide sulfurique (esprit de vitriol),
pour aciduler agréablement.

Tisane astringente mucilagineuse.

℞. Riz mondé, ... 4 gros.
Rac. de grand consoude , ⎫ aa 3 gros.
Réglisse ratissée , . . ⎭
Eau , ... 1 litre.

Faites bouillir , et, sur la fin ,
faites infuser ,

Roses ardentes , . . 1 pincée.

Nota. On peut, suivant la prescription , aciduler agréablement

cette boisson avec s. q. d'acide sulfurique alkoolisé (1).

Tisane béchique.

℞. Racine de guimauve,
Réglisse ratissée, . } aa 2 gros.
Eau, ... 1 litre.

Faites bouillir légèrement et,
sur la fin, faites infuser,

Espèces béchiques, . 2 pincées.

Tisane béchique incisive.

℞. Feuilles de bourrache, 1/2 poignée.
Réglisse ratissée, . . 2 gros.
Eau, ... 1 litre.

Faites bouillir légèrement, et
ajoutez ensuite

Lierre terrestre, . . . 1 pinc.

---

(1) Eau de Rabel.

Sommités d'hysope, . . 1 pinc.

Laissez infuser et passez.

Tisane commune ou *délayante.*

℞. Rac. de chiendent , . ⎫
——— de chicorée sauv. ⎬ aa 1 once.
                        ⎭

Eau , ... 2 litr.

Faites bouillir et, sur la fin , ajoutez ,

Réglisse ratissée et concas., 4 gros.

Nota. On pourra , selon la prescription , faire dissoudre

Nitrate de potasse (1) , . 1 gros.

Tisane diaphorétique.

℞. Fleur de sureau , . . . 2 pincées.
Eau bouillante , . . . 1 litre.

_____

(1) Sel de nitre.

Faites infuser, passez et délayez,

Miel commun, ... 2 onces.

Tisane diurétique mineure.

℞. Racine de fraisier, . . 4 gros.
Baies d'alkekenge, . . n° 20.
Réglisse ratis. et concas., 2 gros.
Eau, ... 1 litre.

Faites bouillir légèrement et,
dans la colature, faites dissoudre,

Nitrate de potasse (1), 1/2 gros.

Tisane diurétique majeure.

℞. Racine d'erynge, . ⎱
——— de persil, . ⎰ aa 4 gros.
Réglise ratissée, . . . 3 gros.
Eau, ... 1 litre.

_____

(1) Sel de nitre.

Faites bouillir et, selon la prescription, ajoutez

Oxymel scillitique, . . . 1 once.

Tisane oxymélée.

℞. Miel commun, . . . 2 onces.
Eau, ... 1 litre.

Faites légèrement bouillir, écu-
mez un peu, passez et ajoutez,

Vinaigre, q. s. pour aciduler agréablement.

Nota. On peut, suivant la prescription, substituer l'acide sulfurique (1) au vinaigre, et alors cette
boisson devra porter le nom d'*Hy-
dromel-acidulé.*

_____

(1) Esprit de vitriol.

Tisane purgative.

℞. Polypode de chêne, . . 1 once.
Séné, ... } aa 6 gros.
Sulfate de magnésie (1), }
Anis étoilés. . . . . 1 once.
Eau bouillante, . . . 1 livre.

Faites infuser pendant quatre heures et passez.

Tisane sudorifique.

℞. Racine de bardane, . . 4 gros.
Réglisse ratissée, . . 2 gros.
Eau, ... 1 litre.

Faites bouillir.

Nota. On pourra, lorsqu'il sera prescrit, faire infuser

Bois de sassafras coupé, 4 gros.

_____

(1) Sel d'Epsom.

Apozème altérant.

℞. Racine de petit-houx, } aa 1 onc.
—— de chicorée, . }

Réglisse ratissée, . . 4 gros.
Eau, ... 1 litre.

Faites bouillir selon l'art et, sur la fin, ajoutez,

Feuilles de bourrache, } aa 1 poig.
—— de chicorée, }

Laissez infuser et passez.

Nota. On peut, selon la prescription, ajouter,

Acétate de potasse liquide, filtré (1), ... 1 once.
Ou sulfate de potasse (2), 4 gros.

———————————————

(1) Terre foliée extemperanée.
(2) *Arcanum-duplicatum*, tartre vitriolé, ou sel *de duobus*.

Apozème amer.

℞. Racine de gentiane , . . 1 once.
Réglisse ratissée , . . 4 gros.
Eau , ... 3 livres.

Faites bouillir légèrement et, sur la fin , faites infuser ,

Sommités de petite centaurée, 3 pinc.

Nota. On peut, selon la prescription , ajouter ,

Séné , ... 4 gros.
Sulfate de magnésie (1), 6 gros.

Apozème antiscorbutique.

℞. Racine de bardane , } aa 4 gros.
Réglisse ratissée , . }
Eau , ... 1 litre.

_____

(1) Sel d'Epsom.

Faites bouillir et, sur la fin, ajoutez ,

> Racine de raifort sauvage, fraîche
> et coupée , . . . 4 gros.
> Feuilles de cresson , ⎫
> —— de fumeterre, ⎭ aa 1 poign.

Nota. On pourra, si le médecin
le prescrit, ajouter à la colature,

Alkool (esprit) de cochléaria, 2 gros.

Apozème apéritif.

℞. Racines de persil, . ⎫
—— de petit-houx, ⎭ aa 1 once.
Réglisse ratissée , . . 4 gros.
Eau , ... 3 livr.

Faites bouillir et réduire à un
litre.

Nota. On pourra ajouter , selon
la prescription ,

Oxymel scillitique, · · 2 onces.

ou muriate ammonia-

cal (1) , · · · · 2 gros.

Apozème de quinquina.

℟. Quinquina concassé , ∴ 1 once.

Réglisse ratissée , · · 3 gros.

Eau , · · · · · · 3 livr.

Faites bouillir selon l'art.

Nota. On pourra rendre cet apo-

zème purgatif, en y ajoutant, lors-

que le médecin le prescrira ,

Séné, · · · · }

Sulfate de soude (2), } aa 3 gros.

Nota. Tous ces apozèmes s'em-

---

(1) Sel ammoniac.

(2) Sel de Glauber.

ploient à la dose de deux jusqu'à quatre verres par jour.

———

Emulsion.

℞. Amandes douces écorcées par l'eau
    bouillante, ... n° 8.

 Réduisez en pâte dans un mortier de marbre, et versez peu à peu,

    Forte décoction de réglisse, 4 onc.

Passez avec expression.

Nota. On ajoutera, lorsqu'il sera prescrit,

    Nitrate de potasse (1), 20 grains.
    ou camphre, . . . 4 grains.

———

(1) Sel de nitre.

Julep anodin.

℞. Fleur de pavots rouges, 1 pincée.
Miel commun, . . . 1 once.
Eau bouillante, . . . 4 onces.

Faites infuser, passez et ajoutez,

Laudanum de Sydenham, 15 gout.
Eau de fleurs d'oranges, 2 gros.

A prendre en une dose.

———

Looch simple.

℞. Gomme adragant, . 10 grains.
Jaune d'œuf, . . . n° 1.

Triturez dans un mortier de marbre, et versez peu à peu, en agitant toujours.

Infusion d'espèces béchiques (1) ;

. . . . 4 onces.

Sirop d'althéa , . . . 1 once.

Et , si le médecin le prescrit , on ajoutera ,

Sous-hydro-sulfate de protoxyde d'antimoine (2) , . . 3 grains.

Looch anodin.

Ajoutez au looch simple , douze gouttes de laudanum liquide de Sydenham.

Loochs incisifs.

N° 1.

℞. Lierre terrestre , . . . 2 pinc.

------

(1) Voy. espèces béchiques.
(2) Kermès minéral.

Sommités d'hysope, . . 2 pinc.

Faites infuser dans quatre onces d'eau bouillante, passez et ajoutez par trituration ,

Gomme adragant, . . 10 grains.
Sirop d'erysimum , . . 1 once.
Oxymel scillitique , . . 2 onces.

Nº 2.

℞. Gomme ammoniaque,⎫
——— adragant , . . ⎬ aa 12 grain.
Oxymel scillitique , . . 1 onc.

Triturez dans un mortier de marbre ou de verre , et ajoutez peu à peu quatre onces d'infusion de lierre terrestre.

Nº 3.

℞. Oxymel scillitique , . . 1 once.

Gomme adrayant , . . . 10 grains.

Triturez dans un mortier , et ajoutez peu à peu , quatre onces d'infusion de polygala de Virginie.

Potion anodine.

Voy. la formule du julep anodin, pag. 20.

Potion anthelmintique.

℞. Elminthokorton , . . 3 gros.
    Eau , ... 4 onces.

Faites bouillir , passez et ajoutez,

Huile d'olives , . . ⎫
Sirop d'absynthe , . ⎬ aa 1 once.
             ⎭

Mêlez et faites avaler en deux doses.

Nata. On peut rendre cette potion

plus active en y ajoutant , lorsqu'il sera prescrit , un demi-gros de *semen contra* pulvérisé.

Potion anti-émétique.

℞. Infusion ou eau distillée de menthe
    et de mélisse, . . 4 onces.
   Citrate de potasse (1), . 1 once.
   Ether sulfurique akoo-
    lisé (2), ... 20 goutt.
   Laudanum de Sydenham, 10 goutt.
   Sirop de limons , . . 1 once.
Melez pour une potion à prendre par cuillerées.

Potion antiseptique.

℞. Camphre saturé d'alkool (esprit de

---

(1) Mixture saline de rivière.
(2) Liqueur minérale d'Hoffman.

vin), ... 1 scrup.

Triturez dans un mortier, ajoutez peu-à-peu,

> Citrate de potasse (1), 1 once.
> Sirop de limons, . . . 1 once.
> Infusion, ou eau distillée de
> scordium, ... 4 onc.

Nota. On peut, suivant le besoin des circonstances pratiques, employer pour véhicule le vin de *quinquina*, ou la décoction de deux gros de cette écorce, et remplacer le citrate de potasse par deux ou trois gros d'acétate ammoniacal (esprit de mendererus).

On peut encore ajouter quarante gouttes d'éther sulfurique (vitrioli-

---

(1) Mixture saline de rivière.

2

que), et un gros de serpentaire de virginie pulvérisée.

Cette potion s'emploie par cuillerées.

Potion antispasmodique.

℞. Infusion, ou eau distillée de mélisse , ... 4 onces.
Ether sulfurique alkoolisé
(liqueur d'Hoffman), 4o goutt.
Eau de fleurs d'oranges , 2 gros.
Sirop de karabé, . . 1 once.

Mêlez pour une potion à prendre par cuillerées.

Nota. On peut, suivant le besoin, ajouter ,

Esprit volatil de succin, 1/2 gros.
ou camphre, . . . 15 grain.

Potion cathartico-émétique.

℞. Tartrate d'antimoine et
    de potasse (1), . . 3 grains.
    Sulfate de magnésie (2), 4 gros.
    Eau chaude , . . . 1 livre.

Faites dissoudre pour prendre en
trois doses.

Potion cordiale.

℞. Confection alkermès , . 2 gros.
    Sirop de capillaire , . . 1 once.
    Eau distillée de menthe, 4 onces.

Et , suivant la prescription ,

    Ammoniac liquide (3), 30 goutt.

---

(1) Émétique, ou tartre stybié.
(2) Sel d'Epsom.
(3) Alkali volatil fluor.

ou alkool (eau spiri-
tueuse) de mélisse , . 4 gros.

Mêlez pour une potion à prendre
par cuillerées.

Potions émétiques ou *vomitives.*

N° 1.

℞. Tartrate d'antimoine et de potasse (1),
La quantité qui sera prescrite.

Eau , ... 1 livre.

Faites dissoudre pour prendre
en trois doses.

N° 2.

℞. Ipécacuanha pulvérisé , 20 grains.
Eau tiède, q. s. pour une dose.

_____

(1) Tartre-émétique.

Nota. On pourra ajouter, selon la prescription,

Tartrate d'antimoine et
de potasse (1), . . 1/2 grain.

On peut aussi, par économie, substituer à l'ipécacuanha un demi-gros de fleur de narcisse des prés, pulvérisée (pseudo - narcissus); mais dans ce cas, l'addition d'un demi-grain d'émétique devient le plus souvent indispensable.

Potion fébrifuge.

℞. Muriate ammoniacal (2), 6 grains.
Sirop d'absynthe, . . 1 once.
Vin de quinquina, . 2 onces.

---

(1) Tartre-émétique.
(2) Sel ammoniac.

Infusion de camom. rom.   2 onces.

Faites, selon l'art, une potion à prendre en deux doses.

Potion gommeuse.

Voyez la formule du looch simple, page 20 ; mais il faudra en retrancher le jaune d'œuf, et porter à 15 grains la dose de la gomme.

Cette potion se prend par cuillerées.

Potion minorative.

℞. Séné mondé, . . . 2 gros.

Faites infuser dans quatre onces de décoction chaude de racine de chicorée, et dans la colature faites dissoudre,

Manne, ... 2 onces.

Ajoutez, suivant la prescription,

Rhubarbe concassée, . 1/2 gros.
    ou pulpe de casse , . 1 once.

Passez de nouveau et faites prendre en une dose.

Potion purgative.

℞. Séné, ... 2 gros.
  Sulfate de magnésie (1), 3 gros.
  Eau, ... 4 onces.

Faites bouillir légèrement et, à la colature, ajoutez,

    Miel, ... 1 once.
    Jalap pulvérisé, . . 1 scrup.

Potion tonique.

Voyez la formule de la potion cordiale, pag. 27.

---

(1) Sel d'Epsom.

Teinture spiritueuse d'iode contre le goître.

℞. Iode (1), ... 2 scrup.
Alkool (2) à 35 degrés, 1 once.

Faites dissoudre.

Nota. Dix gouttes de cette teinture récemment préparée, données trois fois par jour dans un demiverre d'eau froide édulcorée avec suffisante quantité de sirop de capillaire ou de guimauve, ont été employées avec succès, d'abord

---

(1) L'iode est un poison découvert en 1813 par M. Courtois. Il doit être employé à petites doses et avec la plus scrupuleuse attention.

(2) Esprit de vin.

par M. le docteur Coindet (1), et ensuite par plusieurs médecins éclairés et prudens. J'ai aussi observé moi-même les salutaires effets de ce remède dans le traitement de plusieurs goîtres volumineux.

Vins médicinaux.

Vin d'absynthe,
— antiscorbutique,
— chalybé ou ferrugineux,
— diurétique, *voyez* vin scillitique,
— émétique, ou stybié,
— d'enula campana,
— fébrifuge, ou de quinquina,

---

(1) Voyez les annales de chymie et de physique, tom. xv (septembre 1820), pag. 49.

Vin de quinquina (1),
— scillitique.

Voyez-en les formules dans la
pharmacopée de Baumé, dans celle
de Virey, ou dans le codex de
Paris, et dans plusieurs autres
dispensaires.

---

(1) Ce vin deviendra purgatif en y
ajoutant, sur chaque verre, et suivant
la prescription, une infusion de deux
gros de séné, qui aurait été faite dans
deux onces d'eau.

SECONDE SECTION.

Médicamens internes solides.

Bols anthelmintiques.

R⁄. Proto-chlorure de mer-
cure (1), ... 6 grains.
Semen-contra pulvérisé, 1/2 gros.
Sirop d'absynthe, · . q. s.

Formez trois bols à prendre dans la journée.

Bols antipsoriques.

Nº 1.

R⁄. Soufre sublimé (2), . . 1 gros.

---

(1) Mercure doux (*aquila alba*).
(2) Fleur de soufre.

Sulfate d'antimoine (1),⠀⠀1 scrup.

Extrait de fumeterre,⠀.⠀2 scrup.

Sirop des cinq racines, .⠀⠀q. s.

Formez des bols de six grains.

Nº 2.

℞. Soufre sublimé (2), . . 8 grains.

Savon blanc,⠀.⠀.⠀.⠀4 grains.

Sirop d'absynthe, .⠀.⠀q. s.

Pour un bol à prendre le soir.

Bols antiseptiques.

℞. Camphre,⠀.⠀.⠀.⠀.⠀1 gros.

Gomme adragant, .⠀.⠀6 grains.

Sirop de limons ,⠀.⠀.⠀q. s.

Formez 36 bols.

---

(1) Antimoine cru.
(2) Fleur de soufre.

Bols émétiques.

℞. Ipécacuanha pulvérisé, . 20 grains.
   Sirop ou miel, . . . q. s.
Formez trois bols.

Nota. On pourra ajouter la quantité de tartrate antimonié de potasse (1) qui sera prescrite, et remplacer l'ipécacuanha par un demi-gros de fleur pulvérisée de narcisse des prés.

Bols fébrifuges.

℞. Quinquina pulvérisé, . 2 gros.
   Nitrate de potasse (2), . 1 scrup.
   Sirop d'absynthe, . . q. s.

---

(1) Tartre émétique.
(2) Sel de nitre.

Formez quatre bols à prendre dans la journée.

Bols purgatifs mineurs.

℞. Jalap pulvérisé et tartrate acidule de potasse (1), . aa 1 scrup.
Sirop de chicorée, . . q. s.

Formez trois bols.

Bols purgatifs majeurs.

℞. Jalap pulvérisé, . . 1 scrup.
Diagrède, ... 8 grains.
Proto-chlorure de mer-
cure (2), . . . 10 grains.
Sirop de nerprun, . . q. s.

Formez trois bols.

---

(1) Crême de tartre.
(2) Mercure doux.

Electuaire antiepileptique.

℞. Racine de valériane sauvage
pulvérisée, ... 1 once.
Camphre, ... 1 gros.
Sirop de pivoine mâle, q. s.

A prendre un gros matin et soir.

Electuaire béchique-détersif.

℞. Oliban. } pulvérisés, aa 1 gros.
Myrrhe.
Miel commun, ... 2 onces.

Dose, un gros matin et soir.

Nota. Cet électuaire peut agir
comme antiadynamique (1), si on
y ajoute, lorsque le médecin le
prescrira,

_____

(1) Antiputride, ou antiseptique.

Quinquina pulvérisé , ... 2 gros.

Electuairé fébrifuge.

℞. Poudre de quinquina , 1 once.
Sirop d'absynthe , . . q. s.
Et , suivant la prescription ,
Muriate ammoniacal (1), 1 gros.

Nota. Cette préparation deviendra purgative en substituant un demi-gros de jalap au muriate ammoniacal.

———

Pilules anthelmintiques, ou *vermifuges.*

℞. Racine de fougère mâle
pulvérisée , . . . 2 gros.
Gomme-gutte , . . . 1/2 gros.
Sirop de nerprun , . . q. s.

———

(1) Sel ammoniac.

Mêlez par trituration et formez 24 pilules, dont le malade avalera deux, le matin et le soir.

Nota. La boisson qui doit accompagner ce remède est une décoction de quatre gros de racine de fougère, édulcorée par deux gros de réglisse pour un litre d'eau. Cette décoction s'emploie aussi en demi-lavemens; mais il faut y faire dissoudre un gros de savon gris, ou y ajouter une cuillerée d'huile de navette.

A l'exemple de plusieurs praticiens célèbres, j'ai souvent employé cette méthode pour procurer l'expulsion du ténia ou ver-solitaire.

Pilules antirhumatismales.

℞. Résine de gayac, . . . 1 gros.

Savon blanc , . : . 3 gros.
Thérébentine liq.(fine), q. s.

Pour former des pilules du poids de six grains.

Nota. On ajoutera, suivant la prescription,

Sous-carbonate ammo-
niacal (1), . . . 1 scrup.
ou camphre, . . . 1 scrup.

Pilules apéritives.

℞. Bulbe de scille, récente, 1 gros.
Canelle pulvérisée, . 1/2 gros.
Gomme ammoniaque, 1 gros 1/2.
Savon blanc, . . . 3 gros.
Sirop des cinq racines aper. q. s.

Pour former 72 pilules.

Dose, 4 par jour.

_____

(1) Alkali volatil concret.

Pilules antispasmodiques.

℞. Musc, ... 12 grains.
    Camphre, ... 1 scrup.
    Extrait d'opium , . . 4 grains.
    Gomme ammoniaque, . 2 scrup.
    Sirop diacode , . . . q. s.

Pour former des pilules du poids de quatre grains, dont le malade prendra une de 6 en 6 heures.

Pilules béchiques-incisives.

℞. Sulfure de potasse (1), 1 scrup.
    Extrait d'aunée , . . 1 gros.

Mêlez et formez 24 pilules , à prendre deux , trois fois par jour.

---

(1) Foie de soufre.

Pilules dépuratives.

℞. Soufre sublimé (1), . .   **1** gros.

     Sous – hydro – sulfate de
        protoxide d'antimoine
        (2), ...   6 grains.

     Résine de gayac, . .   **1** scrup.

     Sirop de fumeterre, . .   q. s.

Pour former 24 pilules.

Pilules savonneuses.

℞. Savon blanc, . . .   4 gros.

Divisez en douze pilules.

Nota. **On peut ajouter, selon la prescription,**

     Aloës pulvérisé, . . .   **1** gros.

---

(1) Fleur de soufre.
(2) Kermès minéral.

Poudres anthelmintiques.

Nº 1.

℞. Rhubarbe pulvérisée ,   4 gros.
Gomme-gutte , . .   1 gros 1/2
Racine de fougère mâle
  pulvérisée , . . .   1 once.

Mêlez et conservez dans un bocal.

Dose, depuis un scrupule jusqu'à un gros.

Nº 2.

℞. Proto-chlorure de mer-
  cure (1) et oxide de
  fer noir (2), . . . aa 2 gros.
Semen-contra, . . .   4 gros.
Racine de gentiane , .   2 gros.

(1) Mercure doux.
(2) Æthiops martial.

Elminthokorton , . . 6 gros.

Pulvérisez subitement chaque substance , mêlez et conservez pour l'usage.

Dose, 30 grains, délayés dans une cuillerée de vin, de bouillon ou d'infusion de fleurs de camomille romaine.

Poudre antispasmodique.

℞. Racine de valériane sau-
    vage , ... 2 onces.
    Castoreum , ... 4 gros.
Pulvérisez et mêlez.

Nota. Cette poudre s'emploie à la dose d'un demi-gros jusqu'à un gros et demi, dans une tasse d'eau miélée. Son usage continué, retarde les accès d'épilepsie.

Poudre purgative.

℞. Jalap pulvérisé, . . 1/2 gros.
Proto-chlorure de mer-
cure (1) , . . . 10 grains.

Mêlez exactement pour une dose.

Poudres sternutatoires.

℞. Iris de Florence, pulvérisé , ... 2 scrup.
Feuilles pulvérisées de
bétoine , ... 1 gros.

Mêlez , ajoutez lorsqu'il sera
prescrit ,

Ellébore blanc, . . . 8 grains.

N° 2.

℞. Ellébore blanc , ... 1 scrup.

_____

(1) Mercure doux.

Iris de Florence, . . . 2 scrup.

Pulvérisez et mêlez.

N° 3.

℞. Racine de pyrèthre, . 1/2 gros.

    Euphorbe, ... 12 grains.

    Iris de Florence, . . 1 gros.

Pulvérisez et mêlez.

Poudre stomachique.

℞. Canelle, ... } aa 4 gros.
    Petite centaurée, . }

    Fl. de camom. rom. } aa 1 once.
    Iris de Florence, . }

Pulvérisez et mêlez.

Dose, de 12 à 20 grains, délayés dans une cuillerée de vin. On peut en prendre deux fois par jour avant le repas.

Cette poudre est propre à fortifier les organes de la digestion.

DEUXIÈME PARTIE.

MÉDICAMENS EXTERNES.

PREMIÈRE SECTION.

Médicamens externes liquides.

Collyre détersif.

℞. Infusion ou eau distillée de fleurs de
roses rouges , . . 4 onces.
Sulfate de zinc (1), . . 10 grains.
Camphre , ... 6 grains.

Mélangez selon l'art.

---

(1) Vitriol blanc.

Collyre résolutif.

℞. Acétate de plomb li-
quide (1), ... 6 goutt.
Eau de fontaine , . . 6 onces.
Mêlez.

———

Fomentation antiseptique.

℞. Feuilles de scordium , . 1 poign.
Eau , ... 1 litre.

Faites bouillir, passez et ajoutez,

Alkool (2) camphré , : 4 onces.

Nota. On peut, lorsqu'il est prescrit, ajouter au scordium une once
de quinquina concassé.

L'eau aigre des tanneurs, qui
n'est autre chose qu'une infusion à

———

(1) Extrait de saturne.
(2), Eau-de-vie.

froid d'écorce de chêne , produirait le même effet, surtout en y ajoutant l'eau-de-vie camphrée.

Fomentation émolliente.

℞. Espèces émollientes, . 1 poign.
Eau , ... 1 litre.

Faites bouillir et passez.

Fomentations résolutives.

N° 1.

℞. Espèces aromatiques; . 1 poign.
Fleurs de sureau, . . 1/2 poign.
Eau bouillante, . . . 1 litre.

Faites infuser, passez et ajoutez,

Eau-de-vie , . . . 4 onces.

N° 2.

℞. Muriate de soude (1), . 2 onces.

___

(1) Sel commun.

Eau chaude, . . . ⁻ 1 livre.

Faites dissoudre et ensuite ajoutez,

Vinaigre fort, . . . 1 livre.
Alkool (1) camphré, . 3 onces.

Nota. Suivant la prescription, on pourra substituer au muriate de soude, trois gros de muriate am-moniacal (2).

N° 3.

℞. Fleur de sureau, . . 1/2 poign.
Eau bouillante, . . 8 onces.

Faites infuser, passez et ajoutez,

Acétate de plomb liq. (3), 30 gout.

---

(1) Eau-de-vie.
(2) Sel ammoniac.
(3) Extrait de saturne.

Gargarisme antiscorbutique.

℞. Rac. de raifort sauvage,   4 gros.
  Eau , ... 10 onces.

Faites bouillir et , à la colature ,
ajoutez ,

  Alkool (esprit) de co-
    chléaria , ... 2 gros.
  Miel rosat , ... 2 onces.

Nota. On peut , suivant la prescription , en place d'alkool de cochléaria , faire dissoudre ,

  Sulfate acidule d'alumine
    et de potasse (1) , . 1/2 gros.
  Ou muriate ammonia-
    cal (2) , . . . 1 gros.

---

(1) Alun.
(2) Sel ammoniac.

Gargarisme émollient.

℞. Figues sèches ; . . . n° 4.
Eau , ... 6 onces.

Fendez les figues , faites bouillir et réduire aux deux tiers , passez et ajoutez ,

Lait , ... , 4 onces.

Gargarisme résolutif.

℞. Décoction d'aigremoine, 4 onces.
Miel commun , . . . 4 gros.
Acide sulfurique (1) , . q. s.

Pour une agréable acidité.

Nota. 1° Pour donner une vertu astringente à ce gargarisme , on peut , suivant la prescription , sub-

_____

(1) Esprit de vitriol.

stituer la décoction de balaustes, ou fleurs de grenades, à celle d'aigremoine ;

2° On peut aussi l'employer comme détersif, en substituant le miel rosat au miel commun.

Injections détersives.

N° 1.

℞. Décoction d'orge, . . . 4 onces.
Miel commun, ... 1 once.

N° 2.

℞. Infusion de mille-pertuis, 4 onces.
Miel rosat, ... 1 once.

Lavement anthelmintique.

℞. Semen – contra, . . . 2 gros.

Eau, ... 4 onces.

Faites bouillir, passez et ajoutez,

Lait, ... 4 onces.

Nota. Une once d'huile d'olives augmente l'effet de ce remède.

Lavement antiphysèmatique ou *carminatif*.

℞. Fleurs de camomille
   des champs, . . . ⎫
  —— de mélilot, . ⎭ aa 4 pinc.
  Têtes de pavots, . . n° 2.
  Semence d'anis, . . 1 pinc.
  Eau, ... 8 onces.

Faites bouillir légèrement et injectez, après avoir passé.

Lavement émollient.

℞. Espèces émollientes, . 1 poign.
  Eau, ... q. s.

Faites bouillir, et passez.

Lavement purgatif.

℞. Grabeaux de séné, . . 1 once.

Faites bouillir dans une suffisante quantité d'eau.

Lavement stimulant.

℞. Vin émétique, . . . 4 onces.
Infusion d'espèces aro-
matiques, . . . q. s.

Nota. On peut aussi préparer ce lavement avec deux onces de tabac à fumer, cuites dans une suffisante quantité d'eau.

———

Liniment anodin.

℞. Baume de geneviève, . q. s.

Linimens antipsoriques.

N⁰ 1.

℞. Onguent citrin de la pharmacopée de Baumé, .   2 gros.
pour une friction.

Nota. La même quantité de pom-
made oxygénée peut produire le
même effet.

N⁰ 2.

℞. Soufre sublimé (1), .   .   1 once.
Axonge, ...   2 onces.

Incorporez exactement et em-
ployez à la dose de deux gros pour
une friction.

---

(1) Fleur de soufre.

Liniment antirhumatismal.

℞. Ammoniac (1), . ⎱
Laudanum liquide , ⎰ aa 1/2 gros.
Huile d'olives , . . . 1 once.
Triturez dans un mortier.

Liniment résolutif.

C'est le même que le précédent ;
mais il faut substituer au laudanum
liquide , un demi-gros de camphre
alkoolisé.

Liniment contre la teigne.

℞. Muriate mercuriel par
précipitation (2), . 1 gros.

---

(1) Alkali volatil fluor.
(2) Précipité blanc.

Onguent rosat , . . . 1 once.

Mêlez par trituration dans un mortier.

Nota. La lotion (voy. pag. 57), sert à laver la tête chaque fois qu'on a levé ce liniment qu'il faut renouveler seulement deux fois par jour.

Lotion antipsorique.

℞. Sulfure de potasse, . . 4 onces.
  Acide sulfurique à soixante-
    six degrés (1), . . 1 gros.
  Eau de fontaine , . . 1 litre.

Une petite portion de ce remède, employée sur les membres deux fois par jour, suffira pour remplir l'indication.

---

(1) Huile de vitriol.

Lotion contre la teigne.

℞. Racine de choux gras, ⎫
    Sem. de staphisaigre. ⎬ aa 2 onces.

Eau, ... 3 livres.

Faites bouillir, passez et faites dissoudre,

    Acétate de cuivre (1), . 10 grains.
    Deuto-chlorure de mer-
      cure (2), ... 6 grains.

SECONDE SECTION.

Médicamens externes solides.

Cataplasme anodin.

℞. Mie de pain, . . . , q. s.

(1) Verdet cristallisé.
(2) Sublimé corrosif.

4

Faites cuire en consistance convenable dans s. q. de décoction de
têtes de pavots.

Nota. On peut, suivant la prescription, jeter sur ce cataplasme
quelques gouttes de laudanum de
Sydenham, au moment de l'appliquer.

Cataplasme émollient.

℞. Mie de pain, . . . q. s.

Faites cuire en consistance convenable dans s. q. de décoction
d'espèces émollientes ou de graine
de lin.

Cataplasme épispastique ou vésicatoire.

℞. Cantharides récemment
    pulvérisées, ... 1/2 gros.

Poudre d'Euphorbe, ∶ 6 grains.
Vieux levain, . . . ɪ once.,
Vinaigre fort, . . . q. s.
pour une consistance convenable.

Nota. Cette quantité suffit pour un seul cataplasme; mais quand il faudra en appliquer aux deux bras ou aux deux jambes, on en préparera le double.

Cataplasme résolutif.

Il se prépare avec la mie de pain cuite dans s. q. de vin, ou de vinaigre, ou d'eau de goulard.

Cataplasme rubéfiant ou *sinapisme.*

℞. Semence de moutarde
    en poudre, . . } aa ɪ once.
Vieux levain, . .
Vinaigre fort, . . . q. s.

pour donner une consistance convenable.

———

Onguents et emplâtres.

Le célèbre Desault, rallumant le flambeau de la chirurgie, a proscrit l'usage de la plupart des onguents et des emplâtres. Les formules de ceux qu'on peut encore raisonnablement employer aujourd'hui, sont assez généralement connues pour qu'on puisse se dispenser d'en faire ici mention. (*Voyez* ces formules dans les élémens de pharmacie de Baumé, ou dans la pharmacopée de Virey, ou dans le *codex* de Paris.)

Nous nous bornerons à formuler

ici les onguents dont l'usage est encore préconisé.

Digestif simple.

℞. Thérébentine fine, . . . 1 once.

Jaunes d'œufs, . . . n° 2.

Huile d'olives , . . . 4 gros.

Mêlez par trituration.

Digestif animé.

Ajoutez à la formule précédente, la quantité convenable d'alkool (*teinture*) de myrrhe et d'aloës, d'onguent égyptiac ou de styrax.

Onguents épispastiques.

N° 1.

℞. Ecorce de garou, . . 4 gros.

Graisse de porc , . . 2 onces.

Faites digérer chaudement pendant six heures, passez.

N° 2.

℞. Cantharides pulvérisées, 1 gros.

Axonge, ... 2 onces.

Liquéfiez la graisse, mêlez en agitant jusqu'au réfroidissement.

ESPÈCES.

—

Espèces amères.

℞ Feuilles de germendrée,⎫
—— de chicorée sauv. ⎬aa 2 parties.
—— de trèfle d'eau , ⎭

Fleurs de camom. rom.⎫
—— de petite centaur.⎬aa 1 partie.

Mêlez.

Espèces apéritives ou *diurétiques*.

℞. Racine de chicorée,
——— d'oseille, . . ⎫ aa parties
——— de petit-houx, ⎬ égales.
——— d'érynge (1), ⎭

Espèces aromatiques.

℞. Feuilles de mélisse,
——— de sauge, . ⎫ aa parties
——— de thim, . . ⎬ égales.
Fleurs de lavande, . ⎭

Espèces béchiques ou *pectorales*.

℞. Feuilles de capillaire et
de scolopendre, . aa 1 poign.
Fleurs de bouil. blanc, ⎫ aa 2 pinc.
——— de guimauve, . ⎭

———————————————————

(1) *Eryngium*, chardon-roland.

Fleurs de pied de chat,⎫
──── de tussilage , .⎬ aa 2 pinc.

Hâchez la scolopendre et mêlez.

Espèces émollientes.

℞. Feuilles de mauve ,⎫
──── de guimauve ,⎬ aa parties
──── de bouillon bl.⎭ égales.

Espèces vulnéraires.

Les meilleures sont celles qui nous sont apportées de l'Helvétie, vulgairement appelées *thé suisse;* mais il faut les bien choisir.

───────

PRO CAPTU LECTORIS HABENT SUA FATA LIBELLI.

TABLE

MÉTHODIQUE

DES MATIÈRES.

---

* Les préparations de quinquina (*voy.*
ce mot), celles surtout qu'on emploie
sous forme liquide, sont des antiémé-
tiques par excellence.